U0297316

图解口腔美学种植修复临床规范

食物嵌塞的修复治疗

主　编　郝　亮　　总主编　于海洋

中国健康传媒集团
中国医药科技出版社

图书在版编目（CIP）数据

食物嵌塞的修复治疗 / 郝亮主编 . — 北京：中国医药科技出版社，2023.3

（图解口腔美学种植修复临床规范）

ISBN 978-7-5214-3769-0

Ⅰ . ①食… Ⅱ . ①郝… Ⅲ . ①牙体－修复术 Ⅳ . ① R781.05

中国国家版本馆 CIP 数据核字（2023）第 023780 号

美术编辑	陈君杞
版式设计	也 在
出版	**中国健康传媒集团** | 中国医药科技出版社
地址	北京市海淀区文慧园北路甲 22 号
邮编	100082
电话	发行：010-62227427　邮购：010-62236938
网址	www.cmstp.com
规格	787×1092mm ¹/₃₂
印张	2 ¹/₈
字数	40 千字
版次	2023 年 3 月第 1 版
印次	2023 年 3 月第 1 次印刷
印刷	三河市万龙印装有限公司
经销	全国各地新华书店
书号	ISBN 978-7-5214-3769-0
定价	**39.00 元**

获取新书信息、投稿、为图书纠错，请扫码联系我们。

内容提要

　　本书是《图解口腔美学种植修复临床规范》之一，从临床操作规范的角度出发，通过大量的真实病例图片，记录了牙齿食物嵌塞的牙体修复治疗顺序和技术要点。通过治疗可以提高患者的生活质量。本书编者权威、图片精美、专业实用、携带方便，主要供全国各级医疗机构口腔医师、修复工艺技师、口腔护士，以及口腔专业研究生、进修生参考使用。

丛书编委会

总 主 编　于海洋

编　　委（以姓氏笔画为序）

王　剑　　朱卓立　　孙蔓琳　　李丹雪

杨　扬　　张雅蓉　　范林莉　　罗　天

岳　源　　赵雨薇　　郝　亮　　高姗姗

董　博　　谢　璐　　楼雨欣　　解晨阳

谭　震　　熊　芳

本书编委会

主 编　郝 亮

编 者（以姓氏笔画为序）

王　琼　刘欣然　李嘉鑫

何柳青　张　巍　郝 亮

詹维晟

序

随着社会的进步和生活水平的持续提高，广大人民群众对美观和舒适度高的口腔美学种植修复的需求也不断提高。为了更好地服务人民的口腔健康，我们组织编写《图解口腔美学种植修复临床规范》口袋书，旨在帮助规范和提高基层口腔工作者的服务能力和水平。

作为口腔医学的热门领域，口腔美学种植修复新技术飞速发展。这也给医务工作者的临床工作提出了更高的要求。提高口腔医生整体素质，规范各级医疗机构医务人员执业行为已经成为业界和社会关注的热点。《图解口腔美学种植修复临床规范》口袋书的编写与出版旨在对口腔医生、修复工艺技师、口腔护士的医疗行为、制作设计、护理技术提出具体要求，在现有专业共识性认知的基础上，使日常口腔美学种植修复流程做到科学化、规范化、标准化。

本丛书为小分册、小部头，方便携带，易于查询；内容丰富，基本涵盖了口腔美学种植修复中的临床基本治疗规范及临床新技术，从各辅助工具如口腔放大镜、显微镜、口扫面扫、HE 架及各类种植修复常见设备，到各类临床技术如美学修复预告、比色、虚拟种植、骨增量技术，再到常见的瓷美学修复如瓷贴面、瓷嵌体、瓷全冠的临床修复技术。

本丛书主要由近年来崭露头角的中青年临床业务骨干完成，他们传承了严谨认真、追求卓越的精神，从临床实践出发，聚焦基层临床适宜技术的推广，以科学性、可及性、指导性为主旨，来规范口腔美学种植修复的主要诊疗工作，方便全国各级医疗机构的口腔医务人员在临床实践中参考应用。

因学识所限，本丛书难免存在疏漏之处，真诚希望广大读者提出宝贵意见和建议，以便今后进一步修订完善。

最后感谢国家口腔医学中心、四川大学华西口腔修复国家临床重点专科师生对本套丛书的大力支持！

于海洋

2023 年 1 月

前　言

　　食物嵌塞是发生在口腔中独有的疾病，其与牙齿之间的接触密切相关。虽然食物嵌塞作为口腔医生在临床工作中经常碰到的问题，但对于其解决方法却往往无法达到满意的治疗效果。如不能及时对造成食物嵌塞的原因或症状进行阻断或治疗，则容易造成口腔异味，软组织炎症及牙体龋坏。

　　本书在总结食物嵌塞原因的基础上，在各个章节有针对性的就不同原因的食物嵌塞治疗进行归纳整理。同时本书充分体现出口袋书系列所具有的特点，利用大量临床图片对所描述的问题进行展现，力争让读者朋友能够真正在工作中做到随时查阅，做到开卷有益。

　　由于水平所限，书中难免会有不足或疏漏之处，敬请广大读者和同道批评指正。

编　者

2023 年 1 月

目 录

1

第一章

食物嵌塞的
临床分类

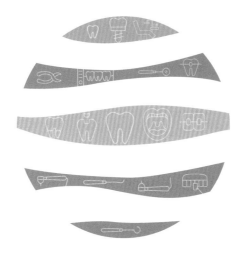

概述

　　食物嵌塞是指在咀嚼过程中，由于咬合压力的作用或牙龈退缩导致食物碎块或食物纤维楔入或滞留于相邻牙的牙间隙内的现象。食物嵌塞是中老年人继牙周病、牙列缺失后常见的口腔疾病，其发病率高，病因复杂。按照食物残渣进入牙间隙的方向，通常将食物嵌塞分为垂直型、水平型和混合型食物嵌塞。根据嵌塞的时机分为静止型和运动型。根据累及的范围可分为广泛型、部分型和局限型食物嵌塞。食物嵌塞常引起牙齿胀痛不适、牙齿邻面龋坏、口臭、牙龈乳头炎、牙周炎、牙龈萎缩、牙槽骨吸收、牙齿松动，甚至全身营养不良。

临床及影像学检查

一、临床检查

（一）病史采集

塞牙位置、持续时间和发生频率；引发食物嵌塞的食物类型：食用各种食物／纤维类食物／非纤维类食物塞牙明显；伴有／不伴有牙龈疼痛；影响／不影响进食；患者是否容易自行剔出；剔出方法常用牙线／牙签／发卡／火柴棍；特别需要注意是否有明显诱因（如拔牙术后或修复治疗后）导致食物嵌塞的发生。

（二）口腔一般情况

（1）牙体因素

A. 牙体形态发育异常：口内是否存在畸形牙，以及畸形牙与邻牙是否形成非正常的接触区。

B. 相邻牙接触关系异常：是否存在缺牙后未及时修复造成的邻牙倾斜、错𬌗畸形、牙列拥挤（图 1–1）、牙位异常、龋病、牙周病及咬合面磨耗等造成的邻面邻接关系不正常。它包括邻面无接触、接触区不紧密、接触区形态和位置不正常等。

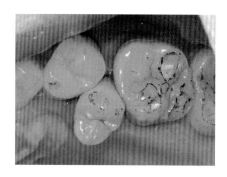

图1-1 牙列拥挤

C. 咬合面形态改变：是否存在因重度磨耗，造成咬合面形态改变、边缘嵴低平（图1-2）、溢出沟消失、牙尖磨损、对颌牙形成充填式牙尖。

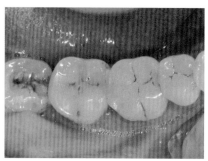

图1-2 边缘嵴不齐

（a）

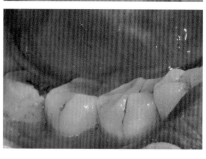

（b）

（2）牙周因素：是否存在生理性或病理性牙龈及牙周萎缩（图1-3）、牙槽骨吸收，使龈外展隙过大，造成食物滞留。

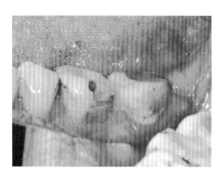

图1-3 牙龈萎缩、水平型食物嵌塞

（3）口内充填物或修复体是否存在咬合面形态不当或接触区形态恢复不当；是否因充填物有悬突或修复体边缘位置不当以及边缘不密合（图1-4），引起牙龈炎症、牙周炎，继发牙龈萎缩。

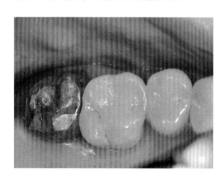

图1-4 修复体接触区形态恢复不当

（三）咬合关系

是否有牙列不齐、牙体形态异常、第三磨牙阻生、牙缺失后对𬌗牙伸长等，特别需要注意嵌塞局部的对颌有无明显充填式牙尖（图1-5）。

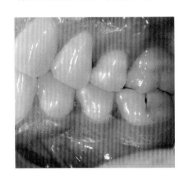

图1-5　充填式牙尖

二、影像学检查

X线检查根尖是否有暗影（图1-6），是否有塞牙部位邻面龋（图1-7），是否行完善根管治疗，松动牙牙槽骨吸收情况。

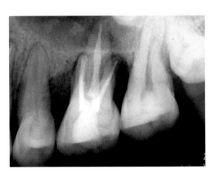

图1-6　根尖暗影，远中牙槽骨吸收明显

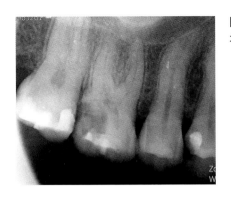

图1-7 16牙邻面龋坏

拟行正畸治疗患者拍摄全景片及侧位片等（图1-8）。

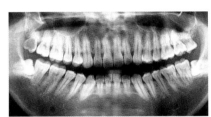

图1-8 正畸患者的全景及侧位片

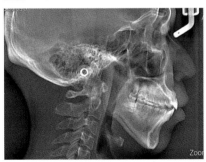

拟行咬合重建患者拍摄全景片、双侧关节区 CBCT
等（图 1-9）。

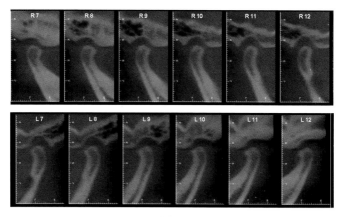

图 1-9　双侧关节区 CBCT

第三节

治疗方案分类

一、治疗阶段

由于发生食物嵌塞的病因复杂，医师应根据不同病因选择恰当的治疗手段。总的来说，医生应该在确保疗效的基础上，尽量选择无创和微创的治疗手段，只有当相关手段无法达到满意的治疗目的，最后才考虑有创的治疗方式（表1-1）。

第一阶段：食物嵌塞患者的基础治疗。这个阶段的治疗应当对所有食物嵌塞患者进行，主要包括牙周基础治疗和调𬌗治疗。牙周基础治疗可以缓解患者的急性牙周症状，并方便口腔医师的进一步检查。

第二阶段：食物嵌塞非创伤治疗方法。这一阶段主要包括有圈形法触点粘接、隐形矫治治疗以及义龈和防嵌器。

第三阶段：食物嵌塞有创治疗方法。若上述2个阶段的治疗都没能收到良好的治疗效果，口腔医师就必须考虑最后一个阶段的治疗手段。由于这一阶段的治疗通常有创而且不可逆，所以口腔医师在进行该阶段的治疗时必须有足够的证据支持，并保持相当的谨慎。这个阶段的治疗通常包括充填治疗、嵌体/冠修复治疗、拔牙治疗以及牙周手术治疗。

表1-1 食物嵌塞治疗阶段

无创	微创	有创
正畸，圈形触点粘接，树脂片粘接法，夹板固定，义龈，活动防嵌器，联合卡环	调𬌗，充填𬌗治疗，嵌体	拔牙，冠修复，联冠，牙周手术

二、治疗方案选择

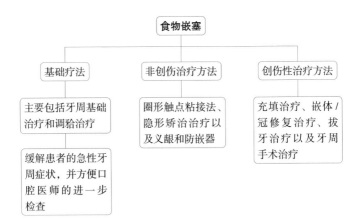

第二章

调𬌗治疗

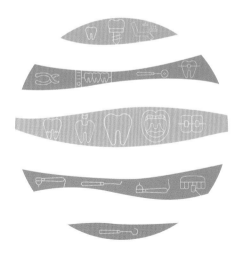

调𬌗治疗的适应证及禁忌证

一、概述

调𬌗治疗是指用砂针或石轮等磨改牙齿外形以消除创伤性𬌗的方法，包括修整边缘嵴、重建溢出沟、扩大外展隙、调整牙尖外形、调改咬合接触点等，为治疗轻度触点丧失所导致的垂直型及运动型食物嵌塞的主要手段。

二、适应证及禁忌证

（一）适应证

1. 邻面接触关系正常而𬌗面轻度磨耗或溢出沟已磨平者。

2. 邻面接触关系正常而边缘嵴磨平或高度不一致者。

3. 邻面接触关系正常而外展隙变窄或有充填式牙尖存在。

4. 运动型食物嵌塞患者。

5. 智齿位置或形态异常而不愿接受拔牙治疗者。

（二）禁忌证

1. 乳牙及年轻恒牙髓角高易露髓者。

2. 磨耗过重造成牙本质暴露者。

3. 颞下颌关节病患者。

4. 邻牙间无邻面接触关系者。

5. 有牙本质敏感、隐裂牙等疾病者。

6. 有错𬌗畸形、咬合紊乱者。

7. 不能接受或不愿磨牙者。

8. 依从性较差，不能按时复诊者。

第二节

调𬌗治疗的临床步骤及要点

一、调𬌗治疗的器械及材料选择

（一）器械选择

高速涡轮机，低速直机（弯头），金刚砂车针（杵状，火焰状），抛光套装，邻面触点检查塞尺，牙线，牙本质脱敏剂。

（二）材料选择

咬合纸（100μm，40μm）：确定咬合点位置。

硅橡胶印模材料、超硬石膏：制取研究模型。

𬌗架（半可调）：转移咬合关系。

二、调𬌗治疗的临床操作步骤

1. 口腔检查：利用口镜、镊子、探针、牙线、咬合纸、塞尺等，对患者进行口腔检查，重点关注嵌塞部位的牙体情况，邻接触关系，对颌牙有无充填式牙尖、咬合关系是否广泛接触、有无早接触点以及咬合面接触点分布是否正常等。

2. 取模型研究分析：硅橡胶印模材料取模，灌超硬石膏模型，记录患者牙尖交错位上下颌咬合关系，面弓转移，上𬌗架，预约患者复诊。

3. 咬合受力分析：在𬌗架上模拟口内运动时的咬合情况，进行受力分析，依据咬合纸的咬合印迹，找出导致食物嵌塞的原因（如充填式牙尖，咬合点分布是否正常等因素），用红蓝铅笔标记出需要调磨的部位（图2-1）。

4. 调𬌗磨改：复诊时，根据石膏模型上的标注区，在患者口内进行调磨。

（1）针对冠修复后咬合点位置不正确者，可通过调整咬合点来达到恢复触点接触的作用（图2-2）。

（2）针对边缘嵴形态异常者，可通过调整边缘嵴形态来达到缓解食物嵌塞的作用（图2-3）。

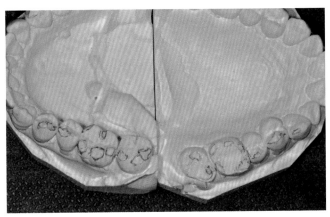

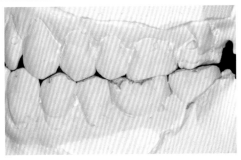

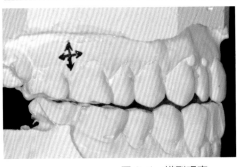

图 2-1 模型观察

15

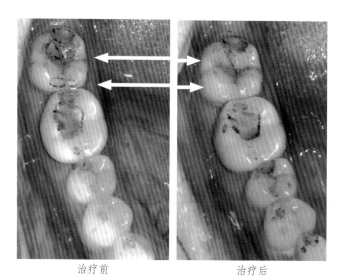

治疗前　　　　　　　　治疗后

图 2-2　通过调整咬合点位置解决 46 冠修复后远中食物嵌塞

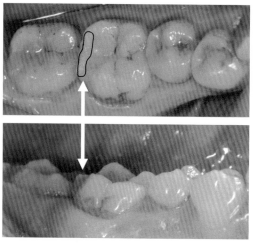

图 2-3　边缘嵴形态异常

（3）针对天然牙咬合点位置异常，可通过调整咬合点来达到恢复触点接触的作用（图2-4）。

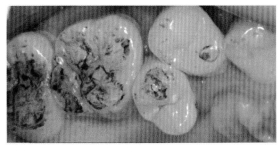

治疗前

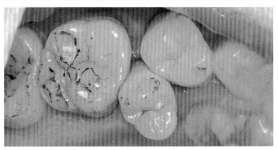

治疗后

图2-4　通过调整咬合点位置解决天然牙食物嵌塞

三、调𬌗治疗的注意要点

（1）调磨时注意不能过度破坏边缘嵴形态。

（2）调磨完成后，应抛光。如调磨过多者，应使用牙本质脱敏剂进行处理以避免患者有不适感。

（3）按时复诊，检查疗效。

调𬌗后的复查

（1）调𬌗后有敏感症状可结合脱敏治疗。

（2）若刺激后导致牙髓炎症应行根管治疗后冠修复。

（3）嵌塞症状未缓解或加重，应及时复诊修改治疗方案。

第三章

充填治疗

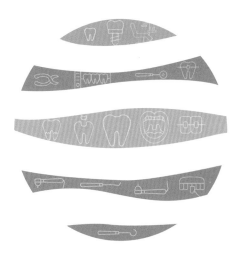

充填治疗的概述及分类

一、概述

两牙邻接区不紧密时，食物易于进入邻面而造成食物嵌塞，可用充填术、圈形触点粘接法或树脂片粘接来改善食物嵌塞。

二、充填治疗的分类

1. 充填术。
2. 圈形触点粘接。
3. 树脂片粘接。

充填术

一、充填术适应证与禁忌证

（一）适应证

1. 邻牙邻面有龋洞。

2. 邻牙邻面及𬌗面原有充填物破损、触点恢复不良、有悬突。

（二）禁忌证

1. 嵌塞牙间隙的一侧牙有松动。

2. 龋损延伸到根面者。

3. 对树脂材料过敏者。

二、充填术的临床步骤及要点

（一）充填术的器械及材料选择

1. 器械：高速涡轮机、低速直机、裂钻、球钻、金刚砂车针、光固化灯、成形片及形片夹、树脂充填器械、抛光套装、牙线、邻面抛光砂条。

2. 材料：硅橡胶、玻璃离子水门汀、氢氧化钙糊剂、粘接剂套装、流体树脂、膏状树脂、咬合纸。

（二）充填术的临床操作步骤

1. 咬合情况检查：检查全口牙和治疗牙的咬合状况，用咬合纸标记咬合接触点。

2. 比色：在自然光线及牙面湿润的条件下，用比色板参照正常牙体组织的颜色，选定材料颜色。

3. 窝洞预备：用裂钻或球钻先预备𬌗面洞，再预备邻面洞，最后去除触点处的釉质，以减小对邻牙的损伤（图3-1）。

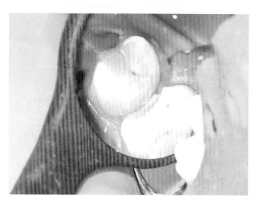

图3-1 窝洞预备

4. 放置成形片和楔子：成形片于窝洞邻面放置超过龈壁紧贴牙颈部，在牙间隙龈乳头上方放置楔子，用成形片撑开钳将固位圈放置就位，用充填器将成形片轻轻压向邻牙，形成良好接触（图3-2）。

5. 清洁窝洞，棉卷隔湿，2%氯己定消毒，空气吹干。

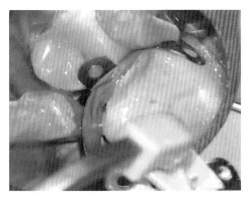

图 3-2　成形片与楔子的放置

6.保护牙髓：中等深度窝洞用玻璃离子水门汀垫底，距离髓腔＜1mm 的深窝洞需先用氢氧化钙糊剂间接盖髓。

7.粘接：可用酸蚀－冲洗粘接技术或自酸蚀粘接技术，遵循粘接剂的使用指南。

8.以斜向的方式逐层充填邻面壁，分层光固化20~40 秒，直至恢复边缘嵴高度，再逐层斜向充填𬌗面部分恢复适当的咬合面形态。

9.充填结束后，取下固位圈，将成形片颊侧和舌侧打开，从颊舌侧补光照邻面部分，再取出楔子和成形片。

10.检查咬合，调磨𬌗面及外展隙的多余树脂，抛光（图 3-3）。

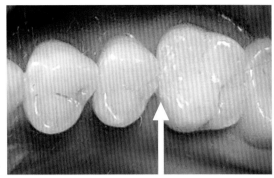

治疗前

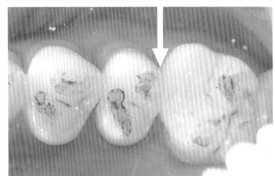

治疗后

图 3-3 通过充填治疗解决因 26 牙近中充填物触点恢复不良所致的食物嵌塞

（三）充填术的注意要点

1. 保护邻牙，避免邻牙损伤。

2. 操作需严格隔湿。

3. 咬合面多余的树脂必须完全去除，避免形成咬合干扰。

三、充填术后的复查

1. 定期复诊以预防继发龋。若继发龋发生，应去除旧充填体，去净腐质，修整洞型后重新充填。

2. 若充填术后出现牙髓炎症应行根管治疗后冠修复。

圈形触点粘接

一、圈形触点粘接的适应证及禁忌证

（一）适应证

1. 牙间隙宽度 < 0.5mm 的垂直型食物嵌塞（图 3-4）。

2. 牙间隙两侧均为健康天然牙，触点形态或位置不良。

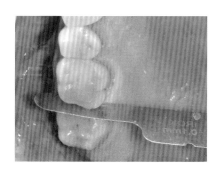

图 3-4　健康天然牙牙间隙宽度 0.1mm

（二）禁忌证

1. 邻面有龋，或患龋风险大。

2. 牙间隙一侧牙已行冠修复、邻面有充填物。

3. 牙间隙一侧牙有Ⅱ度以上松动。

4. 牙间隙宽度＞0.5mm。

5. 对树脂材料过敏者。

二、圈形触点粘接的临床步骤及要点

（一）圈形触点粘接的器械及材料选择

1. 器械：涡轮机、金刚砂抛光车针、光固化灯、邻面抛光砂条、血管钳或持针器。

2. 材料：釉质酸蚀剂、粘接剂、流体树脂、引导线。

（二）圈形触点粘接的临床操作步骤

1. 清洁牙面，用抛光砂条打磨抛光两牙邻面。

2. 根据牙间隙宽度选择相应直径的成形引导线，从龈乳头上方穿过，用血管钳或持针器将引导线两端夹持后悬吊于口外（图3–5）。

3. 在牙间隙殆方涂布酸蚀剂，轻轻吹入牙间隙中，酸蚀40秒，彻底冲洗，吹干。

4. 棉卷隔湿，涂布粘接剂，轻吹，光固化10秒。

5. 将流体树脂均匀注入牙间隙中，避免产生气泡，轻吹，光固化40秒。

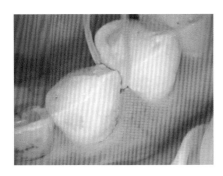

图 3-5　将成形引导线放置于邻间隙

6.固化后去除成形引导线，检查咬合，调磨𬌗面及外展隙的多余树脂材料，抛光（图 3-6）。

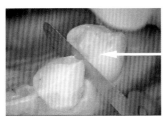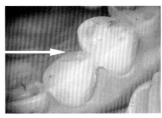

治疗前　　　　　　　　　治疗后

图 3-6　通过圈形触点粘接解决天然牙食物嵌塞

（三）圈形触点粘接的注意要点

1.操作需严格隔湿。

2.咬合面多余的树脂必须完全去除，避免形成咬合干扰。

三、圈形触点粘接后的复查

1.邻面树脂脱落、断裂。可重新抛光、粘接。

2. 混合型食物嵌塞患者触点粘接后仍然无法避免水平型食物嵌塞。嘱患者使用牙间刷或冲牙器，做好口腔清洁保健。

第四节

树脂片粘接

一、树脂片粘接的适应证及禁忌证

（一）适应证

1. 牙间隙宽度为 0.5~1mm 的垂直型食物嵌塞。

2. 牙间隙两侧均为健康天然牙。

（二）禁忌证

1. 邻面有龋，或患龋风险大。

2. 牙间隙一侧牙已行冠修复、邻面有充填物。

3. 牙间隙一侧牙有 Ⅱ 度以上松动。

4. 对树脂材料过敏者。

二、树脂片粘接的临床步骤及要点

（一）树脂片粘接的器械及材料选择

1. 器械：涡轮机、金刚砂抛光车针、光固化灯、玻璃板。

2. 材料：釉质酸蚀剂、粘接剂、流体树脂、膏状树脂。

（二）树脂片粘接的临床操作步骤

1. 在玻璃板上将膏状树脂堆塑成小水滴形薄片，光固化 40 秒（图 3-7）。

图 3-7　制作树脂片

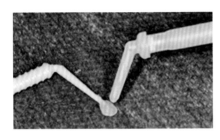

2. 在患者口内试戴，调磨至恰好能有摩擦力地进入牙间隙。

3. 清洁牙面，棉卷隔湿，在牙间隙龈乳头上分放置楔子。

4. 酸蚀牙齿邻面 40 秒，彻底冲洗吹干，更换棉卷。

5. 涂布粘接剂，轻轻吹匀，光固化 10 秒。

6. 在牙间隙均匀注入流体树脂，避免产生气泡，将树脂片就位，光固化 40 秒（图 3-8）。

7. 固化后去除楔子，检查咬合，调磨𬌗面及外展隙的多余树脂材料，抛光。

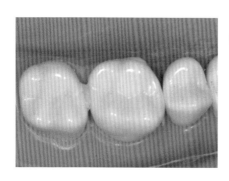

图 3-8　通过树脂片粘接解决食物嵌塞

（三）树脂片粘接的注意要点

1. 操作需严格隔湿。

2. 咬合面多余的树脂必须完全去除，避免形成咬合干扰。

三、树脂片粘接后的复查

树脂片脱落、断裂：根据患者实际情况选择重新制作、粘接树脂片，或其他治疗方式，如：嵌体、防嵌器等。

第四章

修复治疗

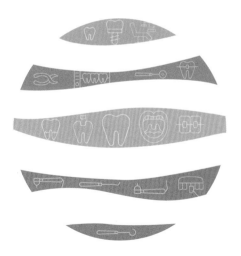

修复治疗的概述及分类

一、概述

修复治疗是指通过人工制作的修复体来治疗因触点丧失、牙体缺损或明显牙龈退缩等原因导致的各种不同类型食物嵌塞的方法。

二、分类

临床上常见的修复体类型：嵌体、高嵌体、固定单冠、固定联冠、防嵌器。

嵌体

一、适应证及禁忌证

（一）适应证

1.涉及牙尖、切角、边缘嵴以及咬合面的牙体缺损

（图 4-1），或牙体缺损面积较大而无法进行直接充填修复。

2. 殆龈距离小于 2mm 的患牙，无法采用全冠、桩核冠修复。

3. 因牙体缺损导致的邻接不良或食物嵌塞严重，需恢复邻面接触区。

4. 牙体仍存留较大体积的健康牙体组织（厚度大于 2mm），可以为嵌体提供足够抗力者。

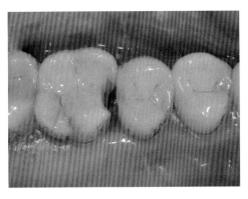

图 4-1 涉及边缘嵴的缺损

（二）禁忌证

1. 牙体缺损范围过大，残留牙体组织无法为嵌体修复提供足够抗力形和固位形。

2. 未经根管治疗的乳牙和年轻恒牙，因髓角位置高易损伤牙髓而不宜行嵌体修复。

3. 咬合功能异常者，如磨牙症、紧咬牙等，可导致嵌体过度磨损和易于脱落。

4. 在轴面牙体缺损较深直达龈下者。

5. 殆面缺损范围较小，前牙邻、唇面缺损未涉及切角者，对美观及修复长期效果要求较高的年轻患者或心理素质欠佳患者，不宜行瓷嵌体修复。

二、临床操作步骤

（一）牙体预备

1. 去尽腐质。

2. 殆面洞形预备。

3. 邻面洞形预备。

4. 边缘线修整。

（二）排龈取模、比色

（三）临时嵌体的粘接

（四）嵌体的试戴与粘固

1. 去除暂时嵌体或洞形内的暂封物，清洗窝洞。

2. 被动就位，不能用力按压或强行取下，否则会引起牙体折裂；可用牙线从邻面带下，或用粘蜡粘棒从殆面粘下。

3. 观察有无翘动、固位如何、边缘是否密合等；用牙线检查邻接关系。

4. 粘固：金属嵌体用 75% 乙醇清洁，瓷嵌体用 4% 氢氟酸酸蚀，涂布处理剂及树脂粘接剂。洞形清洁消毒。根据牙髓情况选择合适的水门汀材料。金属嵌体采用玻璃离子或聚羧酸水门汀粘固，树脂和陶瓷嵌体采用树脂粘接剂及树脂水门汀粘固。用牙线、探针仔细去除多余的粘接材料（图4-2）。

5.调𬌗：用咬合纸检查正中和非正中咬合接触，根据参照牙的咬合接触、咬合纸印迹和患者主观感觉判断咬合是否到位。

6.抛光：使用抛光轮对嵌体进行充分抛光。

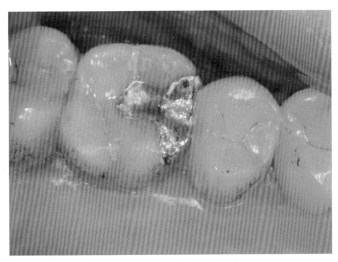

图4-2 近中邻𬌗面金属嵌体

三、注意要点

1.制成的嵌体与邻牙接触应较紧密，松紧程度可参考对颌牙，触点尽量恢复为接触面，增加接触面积，能更好解决食物嵌塞。

2. 瓷嵌体边缘一般预备对接性边缘，不要求制备洞缘斜面，保证边缘线处瓷嵌体有足够的厚度。

3. 近髓处采用氢氧化钙垫底，暂封材料不能使用丁香酚等酚类材料，以免影响粘接效果。

第三节

高嵌体

一、适应证及禁忌证

（一）适应证

1. 当边缘嵴缺损范围大，剩余牙壁有折断可能时可设计高嵌体（图 4-3）。

2. 根管治疗后牙体组织抗折性能较差，可选择高嵌体修复。

（二）禁忌证

同第二节嵌体部分。

二、临床操作步骤

（一）牙体预备

1. 去除腐质、原有修复体、残余充填体及继发龋。

2. 𬌗面空间预备。

3. 功能尖外斜面肩台。

4. 殆面洞形预备。

5. 邻面洞形预备。

6. 边缘线修整。

（二）其余同第二节嵌体部分

图 4-3　全瓷高嵌体

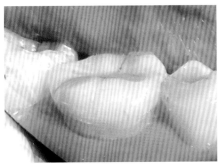

（a）

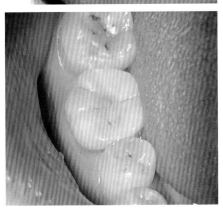

（b）

三、注意要点

同第二节嵌体部分。

固定单冠

一、适应证及禁忌证

（一）适应证

1.牙体严重缺损，固位形、抗力形较差者，或者充填后牙体或充填物的固位形、抗力形较差者。

2.后牙存在低殆、邻接不良、牙冠短小、位置异常、牙冠折断或半切除术后需要以修复体恢复正常解剖外形、咬合、邻接及排列关系者。

3.种植或全冠修复后食物嵌塞，可通过更换原有修复体进行处理（图4-4）。

（二）禁忌证

1.对金属修复体过敏者禁用金属全冠及烤瓷冠。

2.牙体无足够固位形、抗力形者。

3.牙体无足够修复空间者。

4.牙体、牙髓或根尖周疾病未治愈者。

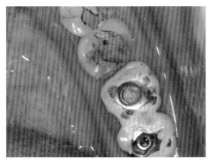

图 4-4　种植冠修复后食物嵌塞

（a）

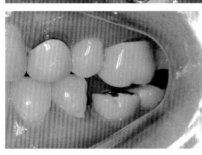

（b）

二、临床操作步骤

（一）牙体预备

1. 牙体如果大面积缺损，宜先做充填或作桩固位充填。

2. 𬌗面预备。金属全冠空间一般为 0.8~1.5mm；全瓷冠空间一般为 1.5~2.0mm。

3. 颊舌面预备。消除倒凹，聚合度一般为 2º~5º。

4. 邻面预备。消除邻面倒凹，冠边缘降至龈缘。

5. 颈部预备。金属铸造全冠颈部肩台宽度通常为

0.5~0.8mm；全瓷冠肩台宽度通常为 0.8~1.0mm。

6. 轴面角预备。消除所有线角，将各个面连成一个整体。

7. 精修。

（二）排龈、印模制取

（三）确定和转移颌位关系、比色

（四）临时冠制作

（五）全冠的试戴及粘接

1. 去除临时修复体，清理基牙。

2. 就位，良好的就位表现为边缘密合、咬合良好、修复体就位后稳定无翘动。

3. 就位后依次检查邻接、固位、边缘、咬合、外形及美观，然后进行调改。

4. 抛光。

5. 粘固，基牙表面应用橡皮杯或椅旁喷砂系统清理基牙，修复体组织面用乙醇进行清理，彻底吹干后金属全冠采用玻璃离子或聚羧酸水门汀粘固，树脂和陶瓷全冠采用树脂粘接剂及树脂水门汀粘固。用牙线，探针仔细去除多余的粘接材料。

6. 再次检查咬合接触情况。

7. 口腔健康教育，告知患者戴牙后注意事项。

（六）复诊与定期维护

三、注意要点

1.固定修复恢复邻接关系时调节邻接关系至稍紧，有研究表明这种方法能降低固定义齿修复后食物嵌塞的发病率。

2.扩大修复体的邻接界面，也增加牙齿位置的稳定性。

3.邻接区在静止时紧密，但在咬合时存在明显间隙。针对这种情况可以增加牙冠食物溢出道，并降低相邻天然牙的咬合，减少不良动度。

4.基牙或（和）邻牙有轻度松动、患者又不愿作联冠修复时，选择在全冠修复体上设置食物防嵌器来防止垂直型食物嵌塞。

第五节

固定联冠

一、适应证及禁忌证

（一）适应证

1.种植牙邻牙为固定义齿修复体。

2.种植后多次更换牙冠。

3. 在固定单冠戴牙后，无法获得满意治疗效果。

4. 食物嵌塞区域前后为根管治疗后的死髓牙。

5. 黑三角较小，并符合上述其中一点。

（二）禁忌证

同第四节固定单冠部分。

二、临床操作步骤

同第四节固定单冠部分。

三、注意要点

1. 与单冠最大的不同，固定联冠各基牙预备体必须有共同就位道（图4-5）。

图4-5 联合嵌体冠

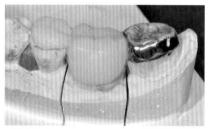

（a）

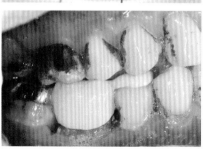

（b）

2.其余同第四节固定单冠部分。

防嵌器

一、适应证及禁忌证

（一）适应证

1.牙龈严重退缩，无法用其他方法获得满意效果。

2.水平嵌塞明显，基牙无明显松动，且在基牙上有足够的倒凹。

3.口内有其余缺失牙，可在可摘局部义齿上增加防嵌器。

（二）禁忌证

1.因精神疾病生活不能自理者如痴呆症、癫痫、精神病等患者，对可摘局部义齿不便摘戴、保管、清洁，甚至有误吞义齿危险的患者。

2.对义齿材料过敏或对义齿异物感明显又无法克服者。

3.严重的牙体、牙周或黏膜病变未得到有效治疗控制者。

二、临床操作步骤

1. 对基牙进行完善的牙周治疗，清除局部嵌塞食物和牙石。

2. 取研究模型，设计防嵌器边缘、固位臂形态及牙体预备范围。

3. 根据设计调磨基牙及对颌牙过锐边缘嵴和牙尖，使之圆钝。

4. 确定和转移颌位关系。

5. 常规制取藻酸盐印模，灌制超硬石膏模型，上常规𬪣架。送工厂制作（图 4-6）。

6. 试戴，就位后防嵌器边缘、固位臂和防嵌梁与口内软硬组织间应密合无间隙；固位力大小适当，易于摘戴；无早接触点。

三、注意事项

1. 可摘式食物防嵌器多为弹性塑料，随着时间有不同程度的变形、老化，防嵌塞作用减弱，建议患者定时复诊，清洁及调整防嵌器。

2. 因防嵌器修复后，效果有限，故需在修复前与患者进行充分交流。

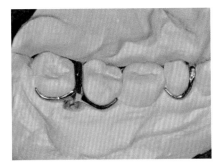

图 4-6　金属防嵌器

（a）

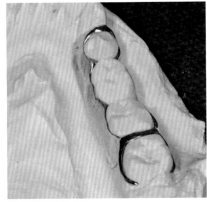

（b）

修复治疗后的复查

　　1.固定修复后应定期复查，如出现修复体破坏、基牙松动或防嵌器变形等，导致食物嵌塞症状重新出现甚至加重，则需拆除重做或者选择其他方式来缓解食物嵌塞症状。

2. 嘱咐患者防嵌器使用时出现压痛点时，需及时复诊进行调改。

3. 嵌塞症状未缓解或加重，应及时复诊修改治疗方案。

第五章

治疗食物嵌塞临床操作失败原因分析

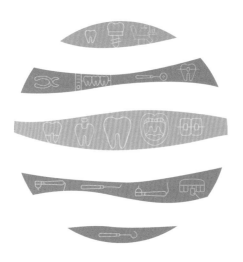

调𬌗后嵌塞加重

一、调𬌗后牙齿位置改变

生理情况下，牙齿存在一定的生理动度，且食物嵌塞常引发局部牙周组织炎症和破坏，严重时导致牙齿松动，这些都会导致牙齿的相对位置改变，无法建立较为稳定的咬合关系，调𬌗后咬合关系也因此发生变化，导致治疗效果减低。

先前的研究表明，在对接受调𬌗治疗的食物嵌塞患者进行 3 个月或以上的随访中，部分患者主观感受评分呈现下降趋势，推测可能是患牙受力方式发生改变后，未行进一步治疗稳定其在新位置上的受力，或者出现了新的磨损面，因此出现复发或新的食物嵌塞位点。

二、颞下颌关节疾病

口颌系统是一个整体，其功能多样，咬合接触状态多变，下颌运动复杂，调𬌗本身有较大的不可预测性。非工作侧𬌗干扰（图 5-1）、最大牙尖交错位和后退接触位之间过度滑动、最大牙尖交错位不稳定等可能是促进颞下颌关节紊乱病发生的危险因素。患者天然牙列一般不产生过度或突发的咬合异常，除非有外界干扰如外伤或不良充填、修复、正畸等医源性创伤。调𬌗后改变了患者原有咬合关系，若患者原来存在颞下颌关节疾病或调𬌗后产生了颞下颌关节疾病，可能导致患者咬合紊乱，食物嵌塞症状反而加重。所以必须谨慎对待可致咬合改变的医源性行为，超出患者适应能力时发生咬合异常风险较高，需注意防范。

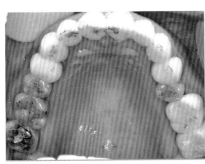

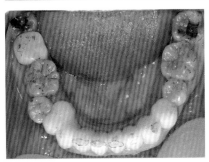

图5-1 非工作侧𬌗干扰（蓝色印记）

三、咬合分析出现误差

临床使用咬合纸检查患者咬合关系时，因容易受患者体位的影响，可能导致咬合分析出现误差。在日常下颌进行功能运动时，患者多处于直立体位，而调𬌗操作时，患者常处于仰卧位，下颌的位置较直立时稍有后退，若调𬌗时未注意体位变化对咬合状态的影响，可能导致调𬌗产生误差。

以上三种原因均有可能导致调𬌗不能达到理想的效果，使患者自觉食物嵌塞症状加重或出现新的食物嵌塞位点。

第二节

充填物缺损或脱落

一、粘接强度不足

（一）粘接表面被污染

粘接易受口腔环境影响，当牙体粘接表面被唾液、龈沟液、血液等污染，会导致粘接失败。采用充填治疗进行粘接时可能由于难以完全隔湿而降低粘接效果，导致充填物的脱落。因此在粘接时，要时刻保持操作区域的干燥。

（二）酸蚀过度或不足

由于牙本质和牙釉质结构特性的不同，两者的表面处理也会有所区别。

牙釉质是高度钙化的组织，含有大量的羟基磷灰石，在酸蚀处理下更有利于粘接剂的润湿和渗透。酸蚀后脱矿深度过深或过浅都会影响粘接，目前认为 37% 的磷酸处理釉质 20~30 秒是较为合适的釉质处理方法。酸蚀面与釉柱方向之间的关系也会影响粘接，当方向垂直时，能获得较好的酸蚀效果。

牙本质矿化程度不如牙釉质，内部结构较为复杂，含有较多的有机成分和水，其中有机成分中的胶原纤维对牙本质的粘接有着重要影响，若过度干燥，会导致胶原纤维收缩甚至塌陷，进而影响粘接效果。一般使用弱酸（10%~15% 磷酸、20% 聚丙烯酸、10% 马来酸等）或 0.5mol/L 的 EDTA 处理牙本质表面，采取湿粘接技术进行牙本质粘接。

由于在临床操作中要分开处理牙本质和牙釉质较为困难，因此一般进行选择性釉质酸蚀。

二、边缘封闭性

口内操作视线不佳，邻面接触恢复困难，尤其是深达牙龈的缺损，材料输送不到位，边缘密合性欠佳；树脂材料存在聚合收缩，导致边缘微渗漏的发生，容易引起牙齿敏感、继发龋、充填物松动甚至脱落等后果，导致充填失败。

三、咬合异常

咀嚼力过大或异常的咀嚼运动可能产生侧向力，作用于充填体边缘形成应力集中部位，造成充填物的部分缺损，另外，充填物产生的局部咬合高点也会导致咬合关系异常，在咬合过程中产生的应力循环疲劳可能导致树脂和牙本质之间粘接的失败。

四、充填体磨损

用于充填的复合树脂，其硬度及耐磨性与牙体组织相比有一定差别，在使用过程中会出现一定程度的磨损，可能导致与邻牙邻接关系改变，再次出现食物嵌塞或导致症状加重。

第三节

修复体破损或脱落

一、修复体破损

1.过大外力：如外伤、咬硬物后，致修复体崩瓷或折断，以全瓷或金属烤瓷修复体多见（图5-2）。

2.修复体因素：修复体材料抗力不足以支持正常殆力，如玻璃陶瓷的脆性较大，树脂的强度较低，断裂部位多发生在修复体的薄弱处。牙体预备不足使修复体厚度不足，也会导致抗力不足，使修复体破裂。患牙预备后伸长，戴牙时修复体调磨后殆面过薄，易出现穿孔或折断。

3.制作因素：修复体制作时出现缺陷，如局部棱角锐边等形成应力集中，铸造修复体砂眼，瓷修复体裂纹、烤瓷修复体金瓷结合不良等，容易出现崩瓷。

4.殆力过大：在深覆殆、咬合紧，存在创伤殆或咬合干扰时，容易出现崩瓷。

5.磨耗过多：如长期咀嚼硬物，磨牙症等，易出现修复体崩瓷。

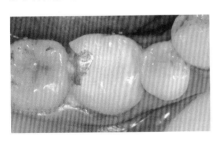

图5-2 修复体崩瓷后发生食物嵌塞

二、修复体脱落

1. **修复体固位不足**：预备体固位形不良，如聚合度过大（图 5-3），殆龈距过短而未设计辅助固位形，存在倒凹导致修复体不密合，桩过短导致的固位力不足。

2. **咬合设计缺陷**：如下颌功能运动干扰，导致修复体侧向力过大（图 5-4）。

3. **粘固失败**：如粘固材料选用不当，粘接程序或操作不当，牙面及修复体粘固面未清洁干净，干燥不彻底，或气枪喷气中含油、唾液、龈沟液或血液污染，粘固剂尚未完全结固时患者咀嚼破坏结固等。

4. **不良咀嚼习惯**：如咬硬物，或平时有紧咬牙、磨牙等习惯（图 5-5）。

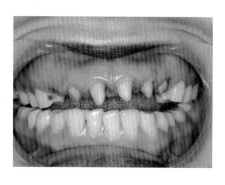

图 5-3 预备体聚合度过大

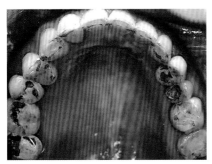

图 5-4 侧方干扰崩瓷

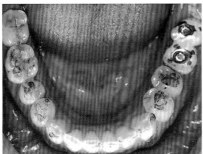

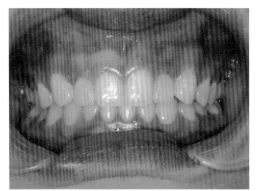

图 5-5 不良习惯（不良剔牙习惯）

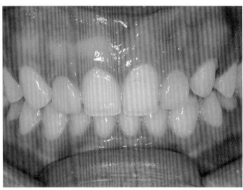